Association Mutuelle des Infirmières

de la

Société de Secours aux Blessés Militaires

53, Rue de Verneuil, Paris

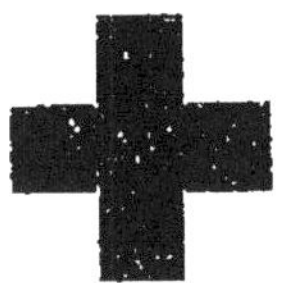

GUIDE ANTITUBERCULEUX

DU

Docteur GIRARD-MANGIN

TROISIÈME ÉDITION

La disparition de la tuberculose sera due à l'effort de chacun des Français et non aux efforts des législateurs et des médecins.

[illegible] loi d'hygiène, un conseil médical ne peuvent [illegible] utiles que si ceux à qui ils s'adressent en comprennent les raisons.

Prix : 25 centimes

Association Mutuelle des Infirmières

de la

Société de Secours aux Blessés Militaires

53, Rue de Verneuil, Paris

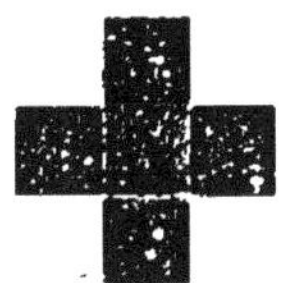

GUIDE ANTITUBERCULEUX

DU

Docteur GIRARD-MANGIN

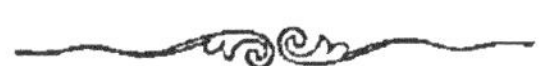

La disparition de la tuberculose sera due à l'effort de chacun des Français et non aux efforts des législateurs et des médecins.

Une loi d'hygiène, un conseil médical ne peuvent être utiles que si ceux à qui ils s'adressent en comprennent les raisons.

Prix : 25 centimes

GUIDE ANTITUBERCULEUX

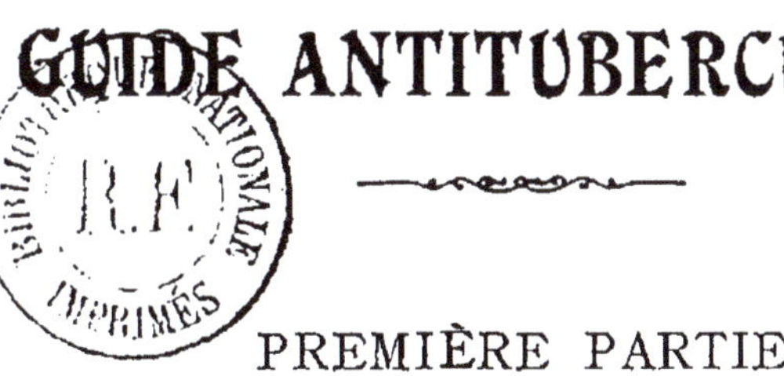

PREMIÈRE PARTIE

De la Tuberculose

— Qu'est-ce que la tuberculose ?

— La tuberculose est une maladie contagieuse qu'il est aisé d'éviter, qu'il est aisé de guérir.

Mais le seul corps en bon état de propreté et d'équilibre lui résiste victorieusement, et pour s'en guérir, il faut se soigner au début du mal.

On a la preuve que la tuberculose *n'est pas une maladie contagieuse grave* si on la compare à une autre maladie contagieuse.

La rougeole n'est presque jamais grave, parce qu'on la soigne dès le premier jour.

La tuberculose ne rend pas malade au début; elle passe inaperçue pendant des années, *et malgré cela elle se guérit.*

C'est la moins grave de toutes les maladies contagieuses connues. Mais si vous êtes malade, ou votre mari, ou votre femme, ou votre enfant, ne vous le cachez pas à vous-même, ne le cachez pas aux autres, qui peuvent vous aider; ne rendez pas les autres malades, grâce à quelques précautions bien faciles à prendre :

Ne pas cracher par terre ;

Ne pas éternuer, ni tousser sans porter son mouchoir à sa bouche.

Le tuberculeux qui observe ces précautions n'est pas dangereux pour ses voisins, et il se guérira lui-même. Dans les sanatoria, les médecins résidents mangent avec leurs malades et laissent leurs enfants en contact avec ceux-ci; *il n'y a pas d'exemple de contamination.*

Les lois contre la tuberculose ne seront pas utiles tant que tous les Français ne chercheront pas à les observer pour eux-mêmes et pour les autres.

Comme la tuberculose ressemble à la bronchite, à la grippe, aux rhumes chroniques, *il faut demander conseil au médecin pour soi et sa famille, quand il s'agit de maladies des voies respiratoires fréquentes.* On ne doit pas « tousser tous les hivers »; un enfant ne doit pas « être toujours enrhumé ».

La tuberculose coûte cher à la France :

Toutes les cinq minutes et demie un Français en meurt; de plus, grâce à elle, **plusieurs centaines de mille de nos compatriotes sont des invalides.**

* * *

La tuberculose *diminue dans nos villes parce qu'on s'y soigne plus tôt.*

La tuberculose augmente dans nos campagnes parce qu'on n'observe pas l'hygiène, et qu'on croit que le « bon air suffit ».

L'augmentation des tuberculeux à la campagne *est égale à la diminution des tuberculeux dans nos villes; bientôt elle la dépassera si nous n'y prenons garde.*

Il faut en avoir honte, car la tuberculose diminue graduellement en Allemagne, en Angleterre, en Belgique, en Hollande, en Danemark, en Suède, en Norvège, aux Etats-Unis, etc...

DEUXIÈME PARTIE

Comment se transmet la tuberculose d'un individu malade à un bien portant ?

La tuberculose est due à un petit microbe qui fut découvert en 1882 par un savant allemand, nommé Koch; à cause de cela, on l'a nommé *bacille de Koch.*

Ce microbe a la forme d'un bâtonnet, invisible à l'œil nu; il est entouré d'une enveloppe de cire qui ressemble à celle de l'abeille; à cause de cela, *il ne craint ni le froid, ni le chaud, ni l'humidité, ni la pourriture.*

Il se conserve dans les cadavres d'animaux morts de tuberculose, dans les ordures ménagères, c'est pourquoi il faut les brûler avant d'en couvrir les champs.

Ce qui fait fondre la cire détruit rapidement le microbe; par exemple :

L'ébullition pendant cinq minutes ; la chaleur et la lumière du soleil.

C'est pourquoi il faut faire :

bouillir le lait,
cuire les viandes
et **ouvrir les fenêtres des chambres.**

Les animaux (vaches, porcs, etc...) peuvent être tuberculeux, et le lait des vaches tuberculeuses, la viande crue ou seulement salée de porcs malades, peuvent donner la maladie aux adultes ou aux enfants qui les absorbent; bouillis ou cuits, les aliments contaminés ne présentent plus aucun danger.

La tuberculose est si **rarement héréditaire qu'on peut dire qu'elle ne l'est jamais pratiquement.**

Mais *les petits enfants des parents tuberculeux peuvent se contaminer :*

— Si la mère tuberculeuse donne le sein;

— Si la mère ou la nourrice tuberculeuse font refroidir la bouillie dans leur bouche;

— Si un parent ou ami tuberculeux les embrasse;

— Si un tuberculeux porte à sa bouche les sifflets ou trompettes de l'enfant;

— Si l'enfant ramasse sur le sol les microbes apportés avec les poussières des chaussures.

Comme le petit enfant qui n'a pas encore de résistance :

— Les convalescents devront prendre des précautions;

— Les individus qui ne mangent pas devront prendre des précautions;

— Les buveurs d'alcool, empoisonnés, devront se défier de la maladie : ils en sont les premières victimes;

— Ceux qui sont fils de tuberculeux, d'alcooliques, de syphilitiques, sont moins forts que d'autres; ils devront choisir des métiers contraires à la tuberculose, ceux qui s'exercent à l'air et demandent du mouvement (pêcheurs, forestiers, agriculteurs).

Tout le monde doit fuir les métiers où on est soumis à la tentation de l'alcool; ce sont ceux-là où on devient tuberculeux (cuisiniers, garçons d'hôtel ou de café, marchands de vin, charretiers).

Il est nécessaire, avant de donner un métier à un enfant, de demander l'avis du médecin.

Le soldat ou le marin qui maigrit, qui se fatigue vite, doit en aviser le major et son chef.

Il ne faut pas éviter la visite médicale par paresse, par ignorance ou par crainte de la réforme.

Beaucoup de tuberculoses cachées évoluent au régiment, à propos des marches, des chaleurs, des excès d'alcool et d'autres sortes; des maladies contagieuses (grippe, rougeole, scarlatine, bronchite, fièvre typhoïde).

Il faut savoir que les deux tiers des soldats tuberculeux sont des buveurs qui, par désœuvrement ou ennui, vont au cabaret.

Les réformés n° I pour tuberculose ou bronchite chronique doivent s'adresser à leur médecin ou à un dispensaire pour savoir quels soins ils doivent prendre.

* * *

— La tuberculose est-elle facilement guérissable ?

— Oui.

Mais le malade doit se savoir tuberculeux pour se soigner d'abord, et, s'il crache, pour éviter de projeter ses microbes autour de lui et sur le sol, où des petits enfants pourraient jouer, où la poussière se desséchera, et d'où, emportée par le vent, elle ira propager la maladie.

L'ignorant ou le négligent devient ainsi un criminel.

La crainte de se savoir tuberculeux est aussi ridicule que la crainte de l'homme qui voudrait ignorer que sa maison brûle.

La terreur des individus sains à propos de la tuberculose est aussi inutile et sotte que celle des habitants d'un village qui fuiraient leurs maisons, sous prétexte que la demeure du voisin est en feu.

* * *

— La tuberculose est-elle vite guérie ?

— Non.

La tuberculose guérit lentement par des soins hygiéniques; *les charlatans qui se vantent de la guérir en quelques semaines sont des menteurs.*

Le tuberculeux guéri doit même se faire examiner de temps en temps par son médecin.

Il vaut mieux perdre six mois, un an même de salaire, que de tomber deux ans plus tard à charge de sa famille pour plusieurs années, car la tuberculose négligée, devenue incurable, tue lentement.

* * *

— La tuberculose est-elle facilement évitable ?

— Oui.

Si le travailleur sain consulte son médecin au moment où il s'amaigrit et se fatigue plus que d'habitude, il évite, par un régime ou un peu de repos de quelques jours, la tuberculose.

Il ne faut pas croire que tous les tuberculeux toussent, ont de la fièvre, transpirent la nuit ou crachent le sang, *c'est faux.*

S'amaigrir, se fatiguer vite, voilà ce qui doit conduire à la consultation.

La mère doit savoir que son enfant ne doit pas souffrir de la hanche ni du genou, qu'il doit avoir une colonne vertébrale droite.

L'enfant normal n'a pas de « glandes ».

L'enfant normal n'a pas de bronchites à répétition.

La mère doit demander conseil au médecin pour son enfant.

La mère doit savoir que les petites filles, au moment de la formation, sont plus fragiles que les garçons.

La ménagère doit savoir que les hommes sont plus souvent tuberculeux que les femmes, *à cause de l'alcool et du vin qu'ils absorbent.*

* * *

— Le tuberculeux peut-il se marier ?

— Non.

Il est particulièrement déshonnête à un tuberculeux non guéri de contracter mariage, de fonder un foyer.

Il peut contaminer son conjoint par le baiser.

Il peut donner naissance à des enfants débiles.

Il peut entraîner la misère du ménage.

La femme tuberculeuse doit savoir que la grossesse fait progresser la maladie, que l'allaitement la développe rapidement.

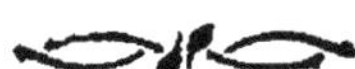

TROISIÈME PARTIE

Comment éviter la tuberculose

Un tuberculeux ignorant ou négligent peut contaminer des centaines de gens bien portants.

Des centaines de tuberculeux instruits et surveillés par leurs camarades ou leur famille n'infectent personne.

Au grand hôpital de Brompton, à Londres, en vingt-cinq ans, quinze mille tuberculeux ont été soignés; pas une seule infirmière n'a été contaminée.

***

MOYENS D'ÉVITER LA CONTAGION

La contagion est nulle dans un logis propre où le malade prend des précautions.

La contagion est nulle dans l'atelier ou le bureau si le malade est soigneux.

— **Que doit-il faire ?**

1° Recueillir ses crachats dans un crachoir pour les détruire;

2° Éviter de tousser au visage et de disperser des gouttelettes de salive;

3° Le tuberculeux ne doit pas avaler ses crachats : il risquerait de contaminer ses intestins;

4° Le tuberculeux ne doit pas donner son linge au blanchissage sans l'avoir désinfecté. Cette précaution est destinée à éviter de contaminer les blanchisseurs seulement ; car le lessivage tue les bacilles à coup sûr; mais le linge trié sec laisse s'échapper, dans l'air, des microbes.

Les poussières contiennent toujours des bacilles tuberculeux, même là où il n'y a pas de tuberculeux ; donc, chacun doit s'efforcer d'éviter la contagion :

1° En faisant les nettoyages au linge humide, qui ramasse la poussière au lieu de la déplacer, comme le plumeau;

2° En exposant la literie au soleil et en ouvrant largement les fenêtres des pièces habitées;

3° La propreté du corps, facile à obtenir : à la ville, grâce au bain-douche; à la campagne, grâce à un baquet d'eau tiède, sera une autre garantie contre la maladie;

4° La propreté du logis évite la tuberculose en détruisant les poussières, et en retenant le mari au logis.

La ménagère sale et négligente envoie son mari au cabaret, d'où il rapporte la tuberculose, la misère, la folie.

MÉTHODES PRATIQUES DE DÉSINFECTION

Si, malgré tout, le tuberculeux en est arrivé à la période de la maladie qui le rend dangereux, *il faut désinfecter autour de lui.*

L'eau de Javel dans cinquante fois son poids d'eau désinfecte bien les linges, ustensiles de cuisine et autres, et peut servir aux lavages des meubles et des parquets (deux cuillerées à soupe par litre d'eau).

L'eau carbonatée (carbonate de soude) très chaude désinfecte bien les couverts, la vaisselle, la verrerie, le linge. Il en est de même des lessives chaudes à la cendre de bois.

Le sulfate de cuivre (cinquante grammes par litre) sert à désinfecter les crachats et les déjections.

Le formol (vingt grammes de la solution commerciale par litre) a le même usage.

Pour les murs et le sol en terre battue, le lait de chaux fraîchement préparé est nécessaire.

En voici la formule :

A un kilogramme de chaux ajouter cinq cents grammes d'eau, ce qui donne deux kilogrammes deux cents de chaux délitée à laquelle on ajoute quatre litres quatre cents d'eau pour avoir un lait de chaux à vingt pour cent.

Désinfection complète à la campagne, là où il n'y a pas de service de désinfection :

1° Laver et brosser tout ce qui peut être contaminé directement avec de l'eau de Javel ou du formol;

2° Enlever les couvertures, rideaux, vêtements épais, et les exposer dehors à la lumière;

3° Tirer les tiroirs, ouvrir les portes des armoires;

4° Obturer les orifices des portes et fenêtres avec du papier gommé;

5° Faire un peu de feu pour que la pièce soit à 15-20°;

6° Chercher le cube d'air de la pièce; pour cela, mesurer la longueur, la largeur et la hauteur de la chambre et multiplier ces chiffres. Par exemple : 5 mètres de longueur, 4 mètres de largeur et 2 m. 50 de hauteur :

$$5 \times 4 \times 2{,}50 = 50 \text{ mètres cubes d'air;}$$

7° Mettre dans le milieu de la pièce, dans un seau ou un baquet, du permanganate de potasse mêlé à son poids d'eau; il faut 25 gr. d'eau et 25 gr. de permanganate pour 1 mètre cube; pour 50 mètres cubes, il faut 1 kg. 250 avec 1 litre un quart d'eau. Sur cette bouillie mêlée, verser autant de formol, soit 1 litre un quart de la solution du commerce.

Au bout de trente secondes, la réaction se produit : un bouillonnement, une montée des éclaboussures et le dégagement du gaz se produit. Laisser la chambre fermée huit à dix heures. Aérer et évaporer 6 à 8 centigrammes d'ammoniaque par mètre cube, 400 grammes pour 50 mètres cubes, pendant une heure.

Le prix est d'environ 5 francs pour 50 mètres cubes.

* * *

La crainte des mesures prises contre la tuberculose n'existe que chez les ignorants ou les sots.

Les gens instruits et intelligents savent que l'usage du crachoir et la désinfection sont *des mesures d'hygiène et non des dangers.*

Le cracheur et le tousseur ignorants sèment leurs microbes sur tous leurs parents et camarades.

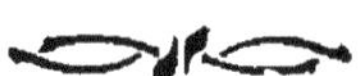

QUATRIÈME PARTIE

Notions générales d'hygiène

Pour être bien portant en général;

Pour éviter la tuberculose en particulier, il faut :

Se nourrir }
Se loger } **sainement.**

Le logis sain.

Dans les grandes villes françaises, il existe à la mairie un casier sanitaire pour chaque maison. Avant de se loger, *on a le droit de se renseigner* sur la salubrité de sa maison.

De plus, on a toujours le droit de faire assainir une maison, même louée à bas prix.

Il faut de l'air.

Un adulte consomme 500 litres d'air par heure, soit 12.000 litres par jour.

Il rejette 18 litres de gaz carbonique, soit 432 litres par jour.

Donc, aérer la pièce où on vit est une question primordiale; ne pas *vivre en grand nombre* dans la même pièce *close est de première importance.*

Il ne faut pas craindre les fenêtres ouvertes,

on s'y habitue; en Amérique, les enfants menacés de tuberculose sont en classe dehors sous des hangars, hiver comme été.

Il faut de la lumière.

Les pièces qui ne peuvent être éclairées à la lumière naturelle ne doivent pas être acceptées ni comme logis ni comme atelier.

Il est bon de choisir un logis au soleil; à la campagne, la maisonnette isolée et aérée de tous côtés est la meilleure habitation.

Il faut de la propreté.

Les économies d'eau pour le nettoyage du logis ou les soins de propreté du corps sont de mauvaises économies.

Le devoir du père de famille dont le salaire n'est pas suffisant pour se procurer un logis sain est d'obtenir de son maire, de son député, des améliorations. Il faut voter pour ceux qui font d'utiles réformes d'hygiène.

En tous cas, le père de famille doit se rendre au dehors avec les siens chaque fois qu'il en a l'occasion : à la ville, dans les squares et aux environs; à la campagne, vivre dehors le plus possible.

Les grandes villes possèdent des jardins ouvriers qui doivent intéresser tous les travailleurs soucieux de la santé de leur famille (1).

L'alimentation est une grave question de santé.

Les femmes mangent trop de crudités; les hommes mangent trop de viande et boivent trop d'alcool.

On se fait plus de muscles avec des pois cassés et du sucre qu'avec des biftecks et de l'alcool.

Les pâtes et les légumes secs, les boissons sucrées, sont très nourrissants; il est à désirer que le travailleur se désaltère avec du sirop ou de la limonade pour avoir plus de forces.

Le vin ou la bière donnent une force factice.

La charcuterie, qui provoque la soif, est de plus indigeste et souvent contaminée par des microbes; elle n'est saine que bien cuite à la maison et mangée chaude.

Menu à propager :

Lait ou soupe le matin;

Un plat de viande, un légume, un dessert, une boisson (infusion sucrée, sirop), à midi;

Une soupe, un plat de légumes ou de pâtes, un dessert, une même boisson, le soir.

Ce n'est pas faute d'argent, *mais faute de*

---

1. Pour tous renseignements sur les Jardins ouvriers, les Habitations à Bon Marché, etc..., écrire au Musée social, 5, rue de Las-Cases, Paris.

science de l'économie ménagère que les travailleurs sont mal nourris.

* * *

L'alcool n'est pas un aliment fortifiant.

L'alcool rapporte beaucoup au Trésor......	360.442.000 francs sur les alcools. 15.550.000 francs sur les vermouths et vins de liqueurs

sans qu'il soit pris souci de la santé du travailleur.

C'est donc à lui de se défendre contre les tentations de l'alcool.

L'alcool favorise directement et indirectement la tuberculose.

Si on prend six cochons d'Inde et qu'on leur inocule la tuberculose, les trois auxquels on donne de l'alcool meurent en quarante-cinq jours.

Les trois qui ne reçoivent pas d'alcool survivent cent cinquante jours. (Professeur ACHARD).

Voilà pour l'influence directe

Si le chef de famille dépense le tiers de son gain au cabaret et chôme les lendemains de grandes beuveries, il laisse tomber sa famille dans la misère; il perd son travail et on mange de moins en moins; on se loge de plus en plus mal — la tuberculose guette et fauche les familles des buveurs. *Voilà pour l'influence indirecte.*

CINQUIÈME PARTIE

CONCLUSIONS

Il ne faut pas craindre le tuberculeux instruit et soigneux ; l'éducation antiberculeuse doit triompher de la maladie.

En Allemagne, où les tuberculeux sont enfermés dans les sanatoria, la tuberculose n'a diminué que de 16 pour 100.

En Angleterre, où les tuberculeux sont libres, mais instruits des précautions à prendre par des infirmières visiteuses, dont ils écoutent les conseils, elle a diminué de 30 pour 100.

En Irlande, où règne la misère et l'alcoolisme, l'éducation populaire a fait diminuer les décès par tuberculose sans le secours d'hôpitaux, de sanatoria ou d'asiles.

L'Irlande perdait, en 1907, 11.679 personnes; quand une campagne éducative en roulotte a commencé, le nombre des décès annuels est tombé :

En 1908, à 11.293
En 1909, à 10.594

C'est seulement à ce moment que des ressources ont été réunies pour créer des hôpitaux et des dispensaires.

Les lois, les sociétés charitables, les médecins restent impuissants en France parce que les individus ne s'instruisent pas.

On ne se surveille pas, on s'épouvante inutilement.

Quand on veut éteindre un incendie, on écarte tout ce qui peut s'enflammer, on fait ainsi la part du feu; ensuite on s'attaque à la flamme pour l'étouffer ou la noyer.

Il en est ainsi de la lutte contre la tuberculose : faisons la part du fléau en protégeant les enfants ou les individus sains par une bonne hygiène; étouffons le fléau en recueillant les crachats des malades et en les détruisant par l'ébullition ou les antiseptiques, noyons-le sous les flots de lumière solaire et sous les désinfectants.

A l'heure actuelle, lutter ainsi contre la tuberculose qui nous décime est le devoir de tout bon Français, le devoir de tout homme qui se respecte (1).

---

1. Toute personne désireuse de se renseigner sur les questions d'hygiène sociale peut écrire au Musée social, 5, rue de Las-Cases, à Paris.

Toute personne désireuse de se renseigner sur la lutte antituberculeuse peut écrire au Docteur Girard-Mangin, directeur de l'Office antituberculeux à l'hôpital Beaujon, à Paris.

Imp. R. LECERF, 28, rue des Fossés, Laval

www.ingramcontent.com/pod-product-compliance
Ingram Content Group UK Ltd.
Pitfield, Milton Keynes, MK11 3LW, UK
UKHW020453220726
13923UKWH00006B/2509